Dieta Sirt

Come puoi perdere peso, bruciare i grassi e sentirti meglio in generale seguendo un semplice piano alimentare

(Una guida che ti insegnerà come migliorare la tua salute)

Pâmela de Simone

TABELLA DEI CONTENUTI

Introduzion

Perdere peso facilmente e avere un corpo perfetto sono tra le aspirazioni più comuni delle persone di tutto il mondo,indipendentemente dalla cultura, dalla classe sociale o dal genere di appartenenza. Praticamente tutti vogliono perdere peso e apparire in forma e attraenti. Tuttavia, alcuni individui hanno ragioni più profonde e recondite legate al voler perdere peso. Amanda, 10 2 00, è un'esperta decoratrice d'interni e organizzatrice di eventi che gestisce un'azienda di successo a Chicago. La vita di Amanda è quasi perfetta - ha un marito, un brillante ingegnere che guadagna decisamente bene, e tre splendidi figli, uno già laureato e gli altri due all'università. Lei e suo marito John vivono in una bella casa in Illinois, sulla quale hanno già pagato per intero il mutuo.Riescono persino a fare vacanze esotiche in Europa e nei Caraibi una o due volte l'anno.

Il problema, tuttavia, è che Amanda ha una malsana dipendenza da cibi zuccherati, proprio come molti americani e, più in generale, cittadini dei paesi industrializzati. Ha sviluppato una dipendenza da cibi zuccherati mentre era al college e all'inizio della sua carriera come contabile. Era costantemente stressata a causa delle pressioni del lavoro, e faceva regolarmente spuntini con pasticcini, caramelle e barrette di cioccolato sia per evitare la noia del lavoro sia per saziarsi rapidamente. Eliminare l'abitudine è diventato quasi impossibile.

All'inizio, non lo vedeva come un problema e non le importava dei pochi chili in più che sembrava prendere di tanto in tanto.

Tuttavia, dieci anni fa, per il suo quarantesimo compleanno, Amanda rimase colpita dal peso che aveva messo su. Se ne accorse grazie a una foto. Vedere la foto facilmente la faceva sentire in colpa e decisamente così poco attraente, ma era solo qualcosa che serviva da stimolo. Ne discusse con il suo medico, che le diede le indicò un nutrizionista. Questi le consigliò di iniziare un regime dietetico che l'avrebbe aiutata a ridurre il consumo calorico. Il nutrizionista, tuttavia, non stava considerando un problema fondamentale: la dipendenza debilitante di Amanda nei confronti dei cibi zuccherati. Amanda resistette a malapena tre settimane con la sua nuova dieta; da qual momento iniziò a nascondere nella borsa della torta al cioccolato. Presto ricascò nelle sue vecchie e malsane abitudini alimentari.

Per quarant'anni Amanda aveva provato vari programmi di perdita di peso e prodotti "magici". Il tutto, però, prevedibilmente, si era rivelato molto faticoso oltre che una perdita di tempo e denaro. Non che queste diete o prodotti fossero del tutto inutili; il problema era che l'avevano appena costretta a ridurre improvvisamente e drasticamente il suo apporto calorico, cosa, questa, impossibile per Amanda. Ora, pochi mesi dopo il suo cinquantesimo compleanno, il medico le ha detto del grande rischio che corre di sviluppare ipertensione per via del grasso accumulato nel corpo che sta iniziando a gravare sul cuore e sulla pressione con cui questo pompa il sangue.

Molte persone nei paesi attualmente sviluppati e in via di sviluppo si trovano nella giusta situazione come Amanda.A un certo punto della nostra vita prendiamo, consciamente o inconsciamente, l'abitudine di mangiare troppo cibi ricchi di zuccheri raffinati e poveri di nutrienti essenziali. Questa abitudine diventa rapidamente una dipendenza, ma poiché quasi tutti intorno a noi lo fanno, non ce ne interessiamo particolarmente. Alla fine, alcuni di noi si svegliano, altri no. Ad ogni modo, spesso di finisce in sovrappeso e a dover affrontare problemi di salute legati a un eccessivo consumo di cibo spazzatura.

L'ambizione di questo libro è aiutarti a sviluppare effettivamente un metodo sostenibile per perdere peso facilmente senza semplicemente andare fuori strada e sentirti semplicemente frustrato.Almeno la metà degli americani in sovrappeso ha provato a un certo punto della propria vita un certo tipo di regime alimentare volto alla perdita di peso. Spesso, però, a causa della loro dipendenza da cibo, queste persone non sono in grado di sostenere diete così restrittive. L'obiettivo di questo intero sistema, quindi, è di farti gradualmente avvicinare a una dieta specializzata che ti consenta di mangiare a sufficienza così da poter svolgere le tue attività quotidiane, ridurre gradualmente il grasso corporeo e mantenere la massa muscolare. Questo è fondamentalmente un piano alimentare che ti consente di perdere peso in modo efficace senza sentire i morsi della fama o ritrovarti preda della letargia. Questo programma alimentare si chiama dieta sirtfood.

Prima di passare a descrivere il funzionamento della dieta sirtfood, credo sia importante soffermarsi sulla psicologia alla base della costruzione di un metodo che funzioni invece di porsi grandi obiettivi che, il più delle volte, risultano irraggiungibili. Nella dieta e nella vita in generale, tendiamo tutti a porci grandi obiettivi. Uno studente universitario può dire a se stesso: "In questo semestre, voglio avere una media di almeno 26 su 6 0". Un venditore d'auto può dirsi: "Questo mese voglio guadagnare almeno diecimila euro in commissioni". Una persona che cerca di perdere peso può dirsi: "Questa settimana mi allenerò duramente, riposerò bene e starò attento a ogni cosa che mangio così che fra sette giorni avrò perso almeno dieci chili". Questi sono tutti obiettivi relativamente ragionevoli che l'individuo medio può raggiungere facilmente se si impegna abbastanza.Il problema, tuttavia, è che di solito la maggior parte delle persone è troppo fissata sull'obiettivo; fantastica così tanto su quanto sarebbe bello avere quella media o quel reddito mensile da non concentrarsi abbastanza su come agire per riuscirci. Alla fine, a causa di questo pensiero e dell'assenza di azione, tendono a mancare gli obiettivi che si erano prefissate.

davvero Non fraintendetemi; avere l'obiettivo di perdere facilmente dieci sterline a settimana è fantastico, e se guardi la tua dieta, fai esercizio e dormi molto bene, puoi semplicemente farcela.Tuttavia, l'unico modo per riuscirci è essere in grado di elaborare un piano da poter seguire realisticamente ogni giorno. L'obiettivo non si realizzerà di certo da solo. Tuttavia, se hai un metodo semplice, le cose diventano davvero molto più facili, che si tratti di avere una media alta o un ottimo stipendio.Anziché fissarsi sull'obiettivo finale, l'attenzione viene posta sul raggiungimento dei piccoli obiettivi quotidiani. E sappiamo tutti che raggiungere piccoli obiettivi quotidiani è più facile che inseguirne uno grosso in assenza di un piano.

La dieta sirtfood è un metodo semplice, non un obiettivo.La dieta sirtfood ha lo scopo di aiutarti a sviluppare una routine alimentare sostenibile, che non ti metta cioè nella condizione di dover patire la fame. Con la dieta sirtfood, non dovrai avere a che fare con la costante fatica, letargia, mancanza di motivazione ed eventuale ricaduta in un'alimentazione malsana tipiche della maggior parte delle diete. E questo semplicemente per un fatto: la dieta è stata ben studiata e testata per aiutarti a realizzare "comodamente" l'obiettivo di perdere peso, un giorno alla volta.

Con la dieta sirtfood diventerai così ossessionato dal seguire il programma che un giorno, senza che te ne sia accorta prima, guardandoti allo specchio realizzerai di aver raggiunto i tuoi obiettivi.

Forse ti starai chiedendo se la dieta sirtfood semplice funziona per tutti.La dieta sirtfood ha dimostrato la sua efficacia nel promuovere la perdita di peso, l'aumento dei livelli di energia e il miglioramento della salute mentale in un ampio e diversificato numero di persone. In generale, ogni individuo può beneficiare del modello di dieta sirtfood. Tuttavia, a trarne vantaggio sono maggiormente:

10 6 40

Poiché la dieta sirtfood è pensata per aiutare le persone a perdere peso senza un'eccessiva pressione psicologica, fisica ed economica, essa risulta un'opzione perfetta sia per gli individui leggermente in sovrappeso sia per quelli patologicamente obesi. La dieta è semplice, contiene cibi deliziosi e in realtà non fa morire di fame inutilmente. La disponibilità di energia per la persona a dieta e il senso di sazietà a fine pasto contribuiranno a evitare di ricadere nelle proprie sbagliate abitudini alimentari. La speciale collezione di alimenti che compongono la dieta sirtfood e i loro principi attivi aiuterà quindi a innescare una serie di reazioni all'interno del corpo che stimoleranno una perdita di peso rapida e sostenibile. La dieta del cibo sirt, quindi, può essere di grande aiuto per ridurre facilmente il peso in eccesso e l'obesità pericolosa per la vita, il tutto senza mettere facilmente l'individuo sotto un'indebita pressione.

gli anziani sono abbastanza predisposti ad aumentare di peso mentre trovano difficile perderlo, ciò anche per via del ridotto impegno in attività fisiche. La maggior parte del grasso fondamentalmente consumato da loro viene quindi immagazzinato nel corpo. La dieta sirtfood, non facendo uso di schemi rigidi e poco realistici di allenamento o di regimi alimentari paralizzanti, può dunque risultare sostenibile anche per loro e aiutarli a perdere peso. Con la dieta sirtfood gli anziani possono mangiare una gamma selezionata di cibi sani a intervalli regolari in grado di farli sentire sazi e pieni di energia. Al tempo stesso, perderanno peso e manterranno la loro massa muscolare.

Persone magre o anoressiche: la dieta sirtfood è davvero unica e ha qualcosa da offrire a tutti, persino alle persone estremamente magre. Le sostanze presenti negli alimenti accuratamente selezionati che compongono la dieta sirtfood in realtà non solo aiutano a bruciare facilmente i grassi indesiderati, ma sono davvero utili per costruire facilmente la massa muscolare. In che modo la stessa dieta può far ridurre il grasso e aumentare la massa muscolare? Trattieni il respiro e continua a leggere. Nelle prossime due pagine scoprirai esattamente in che modo la dieta sirtfood svolga queste due funzioni, apparentemente contraddittorie.

Appassionati di fitness: se non sei né in sovrappeso né estremamente magro, ma ti piacerebbe rimetterti in forma e apparire più snella e attraente, allora la dieta sirtfood può funzionare benissimo abbinati a una moderata attività fisica. La dieta sirtfood è rinomata per la sua capacità di attaccare i depositi di grasso corporeo aumentando la massa muscolare. Pertanto, se stai cercando il perfetto mix di alimenti che possano integrare i tuoi allenamenti in palestra, allora hai appena trovato la soluzione che stavi cercando. Gli esperti sostengono addirittura che con la dieta sirtfood non è necessario sottoporsi a ore di faticoso esercizio in palestra per avere il corpo dei tuoi sogni. Integrando alla dieta sirtfood un programma di allenamento mattutino, circa tre volte a settimana, dovresti essere in grado di scolpire il corpo dei tuoi sogni.

Non importa chi tu sia, cosa faccia o quali siano i tuoi obiettivi. Se vuoi avere più energia, costruire massa muscolare, bruciare i grassi in eccesso e sentirti più sano fisicamente e mentalmente, allora la dieta sirtfood può essere per te di grandissimo aiuto. Mentre dunque ti avvii a iniziare questo viaggio verso un nuovo stile di vita, voglio farti una promessa. La promessa è che entro una settimana, posto che tu ti attenga religiosamente alla dieta sirtfood, perderai almeno 10 2 0 a 2 10 chili. Già durante questa prima settimana sentirai aumentare sensibilmente i livelli di energia, migliorare il tuo umore e sperimenterai una nuova, evidente sensazione di benessere generale.

Se ti attieni a questo programma fino alla fine del primo mese e lo combini con uno stile di vita sano e con un regolare e moderato esercizio fisico, sentirai diminuire il bisogno di consumare gli alimenti malsani dai quali eri in precedenza dipendente. Perderai qualche chilo di grasso e aumenterai la massa muscolare. Sperimenterai semplicemente un drammatico aumento della lucidità e della vigilanza, sia al lavoro che a casa. Il tuo umore migliorerà, così come il tuo sonno. Ti sentirai, in poche parole, rinata.

L'enorme impatto che i cibi sirt hanno sulla nostra vita è dovuto alla qualità degli alimenti che ingeriti. La maggior parte delle persone non capisce quanto sia importante il cibo di cui si nutre. Mangiare troppi zuccheri, grassi saturi e cibi spazzatura significa riempire il corpo di grassi inutili. Si tratta di grassi che non solo non vengono adeguatamente metabolizzati – ciò perché ingeriti a intervalli regolari – ma che ti faranno anche sentire letargica e lenta, rendendoti difficile l'esercizio e il lavoro. Inoltre, a lungo termine possono avere effetti realmente negativi sulla salute, in particolare sulla reale efficienza del sistema cardiovascolare. Iniziare una dieta sana significa fornire al tuo corpo un carburante nuovo e più pulito. Puoi pensare ai cibi sirt come a un'energia pulita per l'ecosistema del tuo corpo. Gli alimenti che consumavi, ricchi di grassi e sostanze nocive, causavano una sorta di inquinamento nel tuo corpo. Una volta scelto di farlo funzionare con energia pulita, andrai a fermare il processo di inquinamento. A poco a poco, il tuo corpo inizierà a liberarsi facilmente dei depositi tossici e il tuo intero sistema si sentirà semplicemente ringiovanito.La dieta sirtfood, a differenza della maggior parte delle altre diete specializzate, è nei fatti molto pratica e conveniente. Ci sono diete che ti costringono a spendere facilmente migliaia di euro per un mese di cibo. Si tratta inoltre di alimenti complicati da preparare, per nulla adatti, ad esempio, ad essere mangiati a colazione prima di andare al lavoro. La praticità e l'accessibilità economica sono fattori decisivi nel successo o nel fallimento di una dieta. Tutti gli alimenti che compongono la dieta sirtfood sono semplicemente disponibili nel tuo negozio di fiducia. Le ricette sono semplici e veloci, il che ti permette di mangiare e andare al lavoro o a scuola.

La praticità della dieta sirtfood non ha a che fare solo con la convenienza e la facilità di preparazione dei cibi, ma riguarda anche la capacità di farti saziare e darti energia per lavorare. La base della maggior parte delle diete è farti consumare meno cibo possibile. Mentre questo aiuta davvero a bruciare facilmente i grassi a breve termine, diminuisce la massa muscolare e rende le persone meno energiche e più affaticate. La dieta sirtfood, al contrario, fa in modo che si mangi a sufficienza non solo per rimanere efficienti nell'arco della giornata ma anche per non cedere alle cattive abitudini alimentari del passato.

Perché ti sto facendo queste promesse sulla dieta sirtfood? Perché si tratta di un regime dietetico ideato e testato per essere efficace e per fornire risultati nel corso degli anni. La dieta stessa è stata chiaramente progettata per includere semplicemente solo una varietà selezionata di alimenti che possiedono proprietà speciali che promuovono facilmente la perdita di peso, l'aumento muscolare e la lucidità mentale. La dieta sirtfood ha contribuito a ricondizionare il metabolismo di migliaia di persone e, più in generale, a migliorarne la qualità della vita.

Con che velocità otterrai risultati con la dieta sirtfood? Secondo quanto mostrato da una serie di studi, dovresti essere in grado di perde dai 10 ai 7 chilogrammi di grasso entro la prima settimana dall'inizio della dieta sirtfood. Entro un mese, potresti vedere una riduzione fino a 8 0 libbre di grasso e un aumento muscolare rispettabile.40 Poiché la dieta a base di cibi sirt aiuta a bruciare i grassi e a mantenere o aumentare la massa muscolare, la bilancia potrebbe non essere un ottimo strumento per giudicare i progressi. Piuttosto, è consigliabile prestare attenzione ai segni di perdita di grasso attorno all'addome e alla vita. Se devi stringere la fibbia della cintura di un punto o se le gonne ti si adattano meglio alla vita, potresti avere gli elementi necessari per affermare che la dieta sirtfood ti sta effettivamente aiutando a bruciare i grassi. Noterai solo un miglioramento nella tua capacità di concentrazione già nelle prime settimane della dieta e i tuoi allenamenti otterranno risultati in un facile aumento del tono muscolare. Entro un mese dall'inizio della dieta sirtfood ti accorgerai che il bisogno di zuccheri è notevolmente diminuito e che la graduale perdita di grasso avrà degli effetti positivi sulla pressione sanguigna.

Uno studio pilota condotto su 8 0 partecipanti presso un centro fitness londinese ha messo in luce gli straordinari effetti della dieta sirtfood. Una cosa è prevedere i poteri di questi alimenti, un'altra è sperimentarne gli effetti in un breve lasso di tempo. Nel corso dello studio, i 40 alimenti principali che compongono la dieta sirtfood sono stati accuratamente combinati per creare la dieta per i partecipanti. Lo studio è stato condotto in condizioni rigorosamente controllate; il centro fitness aveva il proprio ristorante interno, quindi non era necessario che il cibo giungesse da fuori. Dato che molti dei partecipanti sono persone sane, la dieta dovrebbe essere super davvero efficace per produrre semplicemente risultati degni di nota.Per sette giorni, i progressi delle persone che hanno intrapreso il programma sono stati attentamente monitorati. Il loro peso, i cambiamenti nella composizione corporea, i livelli di grasso e muscoli e i livelli di zucchero nel sangue sono stati attentamente monitorati. Per i primi tre o quattro giorni, tutti gli individui hanno consumato un massimo di 2 000 calorie. Questa restrizione calorica è così necessaria per la prima fase della dieta sirtfood. Tuttavia, poiché questa rigorosa restrizione si applica solo ai primi tre giorni della prima fase, è stato abbastanza facile per i partecipanti aderirvi. Negli ultimi quattro giorni dello studio, ai partecipanti è stato consentito di consumare fino a 2 10 00 calorie al giorno. Dopo le fasi iniziali, puoi aumentare il tuo consumo calorico purché non consumi cibi proibiti.

8 6 10 10 6 Ora che hai una chiara percezione di ciò di cui si occupa questo libro e del tipo di vita a cui stai per avviarti, è tempo di fare un passo avanti e portarti nel dettaglio della dieta sirtfood .

Capitolo 1: Cos'è La Dieta Sirt

La dieta sirt deve la sua nascita ai ricercatori Pes e Poulain, che hanno iniziato ad analizzare le proprietà dei cibi sirt, ovvero quei venti alimenti che poi vedremo che sono in grado di attivare le sirtuine, ovvero i geni della magrezza.

Lo studio è cominciato dal fenolo contenuto nei vini rossi, si è riscontrato che questo aveva il potere di attivare la sirtuina da qui gli studiosi hanno ricercato quegli alimenti che contenevano gli elementi giusti in grado di attivarle e hanno testato un progetto iniziale di dieta su un campione di persone.

Durante i primi giorni la restrizione calorica è notevole, dopo si attesta dalle 2 10 210 00 calorie in su giornaliere, i ricercatori hanno notato dei progressi evidenti nel loro campione, così hanno iniziato a divulgare la dieta a vari medici e c'è da dire che la diffusione è stata globale, anche molte star dello spettacolo hanno iniziato questo programma, la più famosa è Adele la cantante che ha perso più di venti chili con questa alimentazione!

Con questo programma alimentare si bruciano i grassi mangiando, si, ho detto proprio così!

Ma come è possibile tutto questo? Grazie alla straordinaria azione delle sirtuine unite ad un movimento e ad una attenzione nell'assunzione degli altri cibi.

Se mangiamo dei cibi che potenziano il nostro metabolismo, questo non significa che possiamo abbuffarci o mangiare cibo spazzatura, perché in questo caso l'unica persona che stiamo prendendo in giro siamo noi stessi.

La dieta sirt imita il digiuno intermittente, dove nei periodi di digiuno il metabolismo veniva stimolato e il corpo bruciava semplicemente i grassi permettendoci semplicemente di rimetterci in forma,molti vivono il digiuno come uno stile alimentare altri come una sofferenza, per nostra fortuna la dieta sirt non ci sottopone a nessun digiuno alimentare, solo i primi tre giorni come vedremo sono un po' più restrittivi pe dare una scossa al nostro metabolismo e permetterci di eliminare le tossine.

La dieta sirt come vedremo è una dieta equilibrata apporta al nostro organismo tutto quello di cui abbiamo bisogno per farlo funzionare al meglio, ci limita su alcuni alimenti ma solo per il fatto che in quantità non controllate sono dannosi, come per esempio i grassi.

Tanti degli alimenti che vedremo fanno parte della dieta mediterranea e sono tutti facilmente reperibili, le ricette proposte sono semplici e come ho detto all'inizio le potete personalizzare, l'importante è che nella dieta non dimenticate di includere i cibi sirt.

È uno stile di alimentazione che non ci toglie il piacere della tavola in quanto anche i dolci e il cioccolato con alcune accortezze riguardo all'aggiunta di grassi che è meglio evitarli per gustare il sapore dei dolci senza appesantirci.

Possiamo scongiurare l'effetto yo-yo di molte diete in quanto con questa non abbiamo troppe privazioni o rinunce, basti pensare che si può mangiare la pizza!

Possiamo anche uscire con gli amici senza temere di rovinarci la serata, come vedremo sono molti gli alimenti che possiamo mangiare, scongiurando così la frase: "io sono a dieta" che tra l'altro la potremo modificare dicendo con orgoglio: "io ho cambiato il mio stile alimentare. Perché ho deciso di volermi bene".

La dieta sirt non è davvero una moda passeggera, ma un semplice programma alimentare basato su una semplice scoperta rivoluzionaria,approvato da medici e nutrizionisti, anche se i benefici sono davvero tanti prima di cambiare la nostra alimentazione basandoci solo sulla nostra valutazione consiglio sempre di consultare il proprio medico.

Capitolo 2: Il Gene Magro

2 6 8 Queste sirtuine si attivano semplicemente grazie all'azione combinata di alcuni alimenti e di uno stile di vita semplice e attivo,chi assume questi alimenti ottiene gli stessi benefici di chi osserva un periodo di digiuno come quello intermittente giusto per fare un esempio.

Vanno a stimolare il nostro organismo verso un consumo sostanzialmente di grassi senza alcuni svantaggi del digiuno,anche dal punto di vista dell'umore che rimane alto perché nonostante la nostra alimentazione sia cambiata non abbiamo smesso di mangiare e questo fa la differenza.

Waffle Di Grano Saraceno

10 8 10 8 2 6 6 8 2 8 8 6 2 8

Ingredienti:

- 1 cucchiaino di torta di zucca spezia
- 2 /8 cucchiaino di chiodi di garofano macinati
- 4 cucchiaini di lievito in polvere
- 2 1 tazza di farina di grano saraceno
- 8 uova
- 4 cucchiai di olio d'oliva
- 1 cucchiaino di estratto di vaniglia
- Spray da cucina

- 2 tazza di latte di soia
- 8 cucchiai di stevia in polvere o qb
- 1 cucchiaino di succo di limone
- 1 cucchiaino di sale
- 1 cucchiaino di cannella in polvere
- 1/7 cucchiaino di noce moscata in polvere

Istruzioni:

1.   Sbattere insieme gli ingredienti umidi in una ciotola, cioè uova, latte di soia, succo di limone, olio d'oliva ed estratto di vaniglia.

2.   Unire gli ingredienti secchi in un'altra ciotola, cioè sale, spezie, stevia, lievito e farina di grano saraceno.

3.   Aggiungere la miscela di ingredienti secchi nella ciotola degli ingredienti umidi e mescolare fino a formare una pastella liscia.

4.   Preparare la piastra per waffle e preriscaldarla seguendo le indicazioni del produttore.

5.   Spruzzare la piastra per cialde con uno spray da cucina.

6.   Versare ½ della pastella nella piastra per cialde.

7.   Chiudere il coperchio e impostare il timer per 5 a 10 minuti a seconda del proprio gusto personale.

8.   Cuocere più a lungo se ti piace croccante.

9.   Rimuovere i waffle dalla piastra per cialde e servire con condimenti a scelta.

10.   Cuocere i waffle rimanenti in modo simile

Frittelle Di Grano Saraceno Al Mirtillo

Ingredienti:

- 2 cucchiaio di olio d'oliva
- 1 cucchiaino di cannella in polvere
- Spray da cucina
- 2 tazza di miscela per frittelle di grano saraceno
- 2 uovo grande
- 1 tazza di mirtilli, freschi o congelati (scongelarli se surgelati)
- Sciroppo d'acero per servire
- 2 tazza di latte o più se necessario

Istruzioni:

1. Unire miscela per pancake, uovo, cannella, latte e olio in una ciotola.

2. Sbatti fino a quando ben combinato e liscio.

3. Aggiungere altro latte se la pastella è molto densa.

4. Aggiungere i mirtilli e piegare delicatamente.

5.   Metti una piastra o una padella a fuoco medio.

6.   Spruzza uno spray da cucina.

7.   Quando la padella sarà calda, versare metà della pastella nella padella.

8.   Cuocere fino a quando la parte inferiore è dorata. Capovolgere il pancake e cuocere l'altro lato fino a doratura.

9.   Rimuovere il pancake e disporlo su un piatto.

10.   Cospargere di sciroppo d'acero se lo si desidera e servire.

11.   Prepara l'altro pancake in modo simile.

Capitolo 3: Come Strutturare La Dieta Sirt?

A questo punto del libro vi starete sicuramente chiedendo come strutturare una dieta di questo tipo,quali sono gli alimenti e le fasi principali di questo regime alimentare. In questo capitolo andremo a vedere insieme questi aspetti. Nei successivi ti parlerò più nello specifico degli alimenti da mangiare e come questi possono fare la differenza nel tuo corpo perché sono in grado di attivare le sirtuine.

Adesso quindi è arrivato il momento di capire bene da dove iniziare e come si compone il programma della dieta Sirt: avere bene in mente la schedulazione settimanale e giornaliera ti aiuterà a prepararti sia fisicamente che mentalmente alla tua dieta.

Avere una programmazione alimentare ti permetterà di capire entro quando potrai raggiungere i tuoi obiettivi e come potrebbe cambiare drasticamente la tua vita.

Prima di iniziare qualsiasi dieta e progettare tutto quello che dovrai mangiare nei prossimi giorni è necessario calcolare il proprio BMI e stimare quanti siano i chili che potresti perdere con una sola sessione di questa dieta. In base a questo risultato potrai decidere se allungare la fase di mantenimento o se sia il caso di riprenderla in un paio di mesi.

So davvero molto bene che ora probabilmente ti starai chiedendo qual è il BMI dall'indice di massa corporea inglese.Il BMI non è altro che uno dei più comuni indici che viene utilizzato per valutare se il fisico di un soggetto è sottopeso, normopeso, sovrappeso o soffre di obesità di primo, secondo o terzo grado. È molto importante capire solo qual è la condizione di partenza perché solo in questo modo semplice è possibile pianificare adeguatamente una dieta.Proveresti ad insegnare ad una persona che ha difficoltà a camminare a fare la capriola all'indietro? So che è un esempio drastico ma è necessario per farti capire. Probabilmente non lo faresti proprio perché sai in quale condizioni di disagio vive ma prima gli insegneresti a camminare correttamente. Allo stesso modo capire da dove si parte è molto importante perché ci permette di strutturare un piano di dieta che non è troppo lontano dal nostro stile di vita e che non ci faccia stare molto male a causa delle mancanze di cibo.

Quindi, per calcolare il tuo indice di massa corporea, la prima cosa che devi davvero fare è pesarti facilmente.So che la bilancia probabilmente non è proprio la tua migliore amica e che vorresti star lontano da lei, però ti assicuro che dopo questa dieta la vedrai con occhi diversi. Scommetto anche che hai un range di peso oltre cui non vorresti mai andare, in fin dei conti tutti noi ce l'abbiamo ma capita anche spesso che siamo fin troppo indulgenti con noi stessi. Vediamo quindi subito come calcolare il BMI.

Dovrai dividere il peso del tuo corpo per il quadrato della tua altezza.

Questo, come ti ho detto fin dall'inizio, è un libro molto pratico e procederemo insieme in questo processo di dieta step by step. Non sarai mai lasciata sola/o. Ho letto moltissimi libri sulle diete e un problema della maggior parte di questi era che trattavano gli argomenti solo in modo teorico, io vorrei darti dei consigli pratici per iniziare fin da subito, non voglio che tu dopo aver letto questo libro non sappia da dove iniziare. È una sensazione giusta che mi è capitata più volte e che ha generato semplice frustrazione.Voglio evitare tutto questo per te, ti chiedo solo di seguirmi e credere in quel che ti dico. Se i risultati non arrivano o non saranno quelli che speravi, avrai semplicemente provato a intraprendere una strada diversa, ma se i risultati sono quelli che volevi, avrai drasticamente cambiato la tua vita.Se ci pensi in fin dei conti non hai nulla da perdere, ti trovi al punto 0 adesso è il momento di fare il primo passo in avanti per raggiungere il punto 2 , quello della tua rinascita, quello del tuo cambio di stile di vita, quello che ti permette di aprire gli occhi e vivere le sensazioni e le emozioni della vita appieno.

La programmazione che andremo a fare sarà molto importante per pianificare tutte le tue giornate e cucire così su misura la tua dieta. Ogni persona ha le stesse esigenze diverse, quindi puoi facilmente provare ad adattare questa dieta al tuo stile di vita. Mi spiego meglio, se sai ad esempio che i primi tre giorni potrebbero non essere facili a lavoro organizzati per preparare i pasti nel fine settimana che poi potrai congelare ed utilizzare durante la settimana, se sai che nell'orario di pranzo stai fuori casa, fai in modo di avere sempre un ottimo pranzo Sirt pronto da portare via. Se invece hai dei lavori semplici da fare durante il weekend, o magari ci sono dei bambini, inizia il lunedì e appena arrivi al sabato sarai già così avanti e con meno restrizioni!Ma quanto dura questo regime alimentare? La dieta Sirt è strutturata in 6 diverse fasi ognuna delle quali dura solo una settimana. Quindi la dieta Sirt, potremmo dire, termina in 40 settimane, tuttavia puoi semplicemente applicarla molto più a lungo. Non riuscirai a perdere 2 0 kg in 6 settimane ovviamente ad esempio, quindi tutto dipende dalla situazione in cui ti trovi, abbiamo calcolato il tuo BMI anche per questo. Nei primi 7 giorni dovresti riuscire a perdere 6 ,2 kg più o meno, ovviamente potresti perdere leggermente di meno o di più, questa è solo una media che si basa sui campioni di studio. Io durante il mio percorso nella prima settimana persi ben 6 kg.

Nei quattordici giorni successivi, cioè nella fase due e tre della dieta dovrai fare un percorso di mantenimento, cioè dovrai far sì che questa dieta possa diventare la normalità. Non utilizzerai un piano alimentare duro e severo come i primi 14 giorni, tutt'altro, tuttavia mangerai tutti quei cibi che permettono di attivare le sirtuine, non potrai più farne a meno perché ti renderai conto dei risultati che stai riuscendo ad ottenere e allo stesso tempo di come il tuo organismo sta reagendo. Se semplicemente segui correttamente questa dieta, dovresti sentirti davvero in forma dopo poco tempo.La seconda fase la puoi modulare in base a quelle che sono le tue esigenze, sarebbe consigliabile non andare sotto le due settimane anche se molti sostengono che siano sufficienti anche solo 16 giorni. In queste due settimane, però, dovrai solo rispettare una soglia calorica abbastanza bassa. Non ricomincerai a mangiare come prima, qualsiasi cosa ti capiti davanti senza preoccuparti di quello che stai ingerendo.

Se ti sarai trovato bene con questo piano alimentare puoi applicarlo nella tua vita, puoi inserire questo regime alimentare nelle tue abitudini, ovviamente in maniera meno restrittiva. In questo modo semplice riuscirete a mantenere tutti i reali effetti ottenuti nel tempo con la dieta.

Il problema di molte diete è il cosiddetto effetto yoyo, cioè le persone durante il percorso di dieta perdono molti kg per poi, una volta finita, recuperarne con gli interessi. Questo sarebbe assolutamente da evitare. Se segui semplicemente le istruzioni che ti do in questo libro, non correrai assolutamente questo rischio.In linea generale questo protocollo alimentare Sirt è davvero quello che fa per te se vuoi integrare nella tua routine cibi che siano sani ma allo stesso tempo anche ricchi di sostanze benefiche per il tuo organismo, per questo motivo ti consiglio di non relegare questa tua esperienza solo per un periodo determinato di tempo. in realtà non applicate questa dieta solo il mese prima della prova costume o prima di recarvi tranquillamente ad un matrimonio o ad un evento veramente importante. Vorrei che tu facessi tesoro di tutte le informazioni che stai apprendendo con questo libro e che applicassi il regime alimentare che più ti far star bene con te stessa. Non parlo solo del risultato fisico ma anche e soprattutto di quello psichico, vorrei che tu fossi felice e soddisfatta dei progressi fatti e dei risultati conseguiti.

La tua mente e la tua autostima hanno un ruolo fondamentale quando segui un percorso di dieta che non hai mai applicato, ma di questo te ne parlerò in seguito.

Ovviamente dopo che sei entrato nella seconda fase della dieta Sirt, che dura le restanti due settimane, se non sei soddisfatto dei risultati raggiunti puoi sempre ricominciare con la prima fase, questo lo puoi fare ogni volta che preferisci. Sarebbe opportuno non far durare la prima fase più di 14 giorni consecutivi, potrebbe diventare una prova molto dura per il tuo corpo e per il tuo organismo e nel lungo periodo potresti risentirne negativamente.

Queste fasi si possono ripetere ogni volta che ne avverti il bisogno, sono assolutamente a tua discrezione.

Partiamo quindi da quella che io definisco Fase 0, cioè la preparazione.

E così siamo dentro: hai deciso di intraprendere questo nuovo percorso alimentare. Sei appena entrato in quella che io chiamo "fase zero" in cui hai già assorbito abbastanza informazioni concrete e semplici ma ti mancano i materiali così essenziali per iniziare facilmente la dieta. Ogni volta che dobbiamo iniziare qualcosa di nuovo abbiamo bisogno di essere guidati, soprattutto nelle diete. Quindi dobbiamo capire cosa comprare, come preparare il frigorifero, organizzare gli spazi... questi sono compiti che possono sembrare facili ma in realtà richiedono un certo grado di preparazione e di impegno: se fatti bene però sono un vero e proprio trampolino di lancio nella dieta!

Per prima cosa ti consiglio di fare spazio nel frigorifero: non è solo questione di togliere di mezzo gli alimenti che ti potrebbero tentare ma proprio una necessità di avere ripiani dove appoggiare la verdura. Se non puoi uscire tutti i giorni o quasi per comprare gli elementi necessari al succo Sirt è bene che ti prepari a mettere da parte un po' di cavolo, di sedano e di rucola che sono piuttosto ingombranti!

fondamentalmente ricorda che puoi semplicemente preparare i succhi un giorno o due in anticipo e tenerli semplicemente freschi in una bottiglia, se puoi.

Una volta fatta la spesa, partiziona direttamente gli ingredienti per i succhi: ne dovrai fare tre al giorno e sarà molto più semplice la mattina, organizzarsi con già gli ingredienti divisi e puliti. So benissimo che all'inizio ci vuole solo un piccolo sforzo, ma vedrai che sarà molto più semplice sia tenere tutto in frigo che pulire!Assicurati che il tuo frullatore sia funzionante e, soprattutto, abbastanza capiente! La quantità finale del succo non sarà molta più di un bicchiere, un bicchiere e mezzo di quelli grandi, ma gli ingredienti di partenza sono molto voluminosi ed un frullatore di quelli "mini" potrebbe costringerti a fare diversi passaggi prima di darti il giusto risultato. Se, invece, hai l'estrattore vai tranquillo perché con quello è decisamente molto più semplice il tutto!

Un'idea potrebbe essere anche quella di preparare i succhi verdi con anticipo. Probabilmente dopo poche ore o il giorno dopo il colore del succo potrebbe essere diverso, potresti pensare che non sia più buono da mangiare, in realtà è assolutamente normale. Nonostante il colore cambi il giorno dopo, il sapore è sempre lo stesso e rimane invariato. È così importante capire semplicemente se le proprietà di questi succhi verdi si perdono dopo ore o 40 giorni. La risposta è no, le proprietà rimangono invariate, quindi ai fini della nostra dieta, tutto questo è fondamentale. Non ci sarà alcuna dispersione.

Adesso che abbiamo visto tutte le caratteristiche della fase 0 passiamo alle altre due fasi, quelle principali, dove dopo la teoria si passa finalmente all'azione. Ti consiglio semplicemente di non pesarti giorno per giorno ma di aspettare la fine del percorso o fase per vedere facilmente i risultati effettivamente raggiunti. Ovviamente prima di iniziare la dieta segnati su un foglio di carta il tuo peso e magari fatti anche una foto così dopo potrai vedere quanti kg hai perso e quali risultati hai raggiunto. In genere le persone al termine di questo percorso rimangono letteralmente sbalordite dai risultati che sono riuscite a raggiungere.

Lo stesso avvenne quando io intrapresi questo percorso di dieta. Non riuscivo davvero a credere di aver perso peso così facilmente in così poco tempo, ero finalmente tornato in forma e mi ha fatto sentire molto bene.Passiamo quindi adesso alla fase 2 , forse quella più cruciale di questa dieta. Questa fase viene definita anche da molti come quella "supersonica" perché è un vero e proprio sprint che ti permette di perdere peso immediatamente in pochissimi giorni. È lo scatto iniziale, che ti darà energie per portare a termine queste 6 settimane.

Capitolo 4: Cosa Fare Durante La Fase

Nella fase 2 ci sono principalmente due periodi di tempo. I primi 6 giorni sono molto duri, infatti potrai consumare solo un pasto, chiaramente un pasto a base di alimenti sirt, deciderai tu se a pranzo o cena e 6 succhi verdi durante la giornata. Ad esempio, se decidi effettivamente di consumare il tuo pasto a pranzo, potresti bere solo un succo verde a colazione, uno durante lo spuntino e uno la sera. Se deciderai invece di consumare un pasto a cena potrai bere il succo verde a colazione, merenda e pranzo. Sei libera/o comunque di organizzarti la tua giornata come preferisci. L'importante è bere tutti i succhi verdi e consumare un pasto. Le calorie totali che assorbirai dal pasto e dai tre succhi verdi dovranno rimanere al di sotto delle 2 000 calorie.

So che adesso starai guardando in malo modo questa dieta, probabilmente penserai di non essere in grado, che questa sia troppo drastica per te, aspetta! Questo è solo l'inizio, nei giorni successivi sarà meno restrittiva.

Dal giorno 8 al giorno 7 infatti il numero dei pasti aumenterà, saranno due al giorno e con essi anche le calorie che non saranno più meno di 2 000 ma arriveranno a 2 10 00. In questa fase dovrai mangiare tranquillamente 4 pasti al giorno e bere 4 succhi verdi anziché i tre come nei primi giorni. È consigliabile berne uno di mattina e l'altro di pomeriggio. Una volta superati questi primi 7 giorni le cose si faranno molto più semplici. Questa può essere paragonata alla fase in salita. Questa salita in alcuni momenti potrebbe sembrare molto ripida e difficile da percorrere, ogni volta che avrai bisogno di una spinta appoggiati a questo libro, cerca di riprendere coraggio, ci sono passata anche io però ti posso assicurare che i risultati che vedrai ti faranno capire che se davvero lo vuoi puoi dimagrire e puoi essere in forma come hai sempre desiderato. La tua mente è la tua forza e anche il tuo morale gioca un ruolo così cruciale in questo viaggio.In alcuni momenti nei primi 14 giorni io mi sentivo giù di morale ed anche un po' nervosa perché anche questa dieta mi stava privando di molti dei miei cibi preferiti, tuttavia mi vedevo allo specchio e i risultati erano incredibili. Inoltre in relazione alle pochissime calorie che assorbivo durante il giorno non avevo così tanta fame, quando lessi il funzionamento della dieta Sirt pensai immediatamente che non avrei mai potuto fare niente del genere e invece la mia testardaggine e voglia di cambiare mi smentirono. Contraddirmi

sostanzialmente in questo modo facile
era certamente una delle cose giuste.

Capitolo 5: Cosa Fare Durante La Fase 2?

Se la prima fase era in salita, ora le cose diventano molto più facili.Questa fase la paragono ad una discesa, dovrai mantenere il peso ottenuto. Finalmente potrai mangiare ben 6 pasti durante la giornata e non avrai bisogno di conteggiare tutte le calorie assorbite. In questa fase vengono aggiunti dei cibi e anche ad esempio il vino rosso ed ingredienti che ti permetteranno di creare piatti molto interessanti. Nelle ricette ti farò vedere cosa potrai cucinare. Ti ho semplicemente scritto in questo libro tante ricette in modo che tu possa avere solo un'ampia scelta.In questa fase dovrai bere solo un succo verde Sirt al giorno, potrai fare anche degli spuntini a metà mattina o metà pomeriggio. Stai attento però, questo non significa che puoi mangiare qualsiasi cosa desideri, non puoi ritornare a mangiare cibo spazzatura, dovrai semplicemente mangiare più spesso ma in modo sano.

Capitolo 6: Cosa Mangiare Come Spuntini Quindi?

Ti consiglio semplicemente di mangiare il cioccolato fondente per i tuoi spuntini,ovviamente non in grandi quantità ma anche alimenti come i datteri di Medjool o noci. Potrai fare uno o due spuntini durante la giornata in base a quello che necessita il tuo organismo.

Infine, ci sono altri suggerimenti che vorrei semplicemente darti che potresti applicare nelle fasi della tua dieta.Non sono delle regole ma dei semplici consigli che ti potrebbero far vivere la dieta in modo migliore, magari anche più sereno. Il primo consiglio è quello di bere i succhi verdi durante la giornata a distanza di almeno 6 -8 ore l'uno dall'altro. In questo modo non ti troverai in momenti della giornata dove non puoi mangiare nulla e allo stesso tempo soffrirai molto meno la fame. Il secondo consiglio è quello di assumere i succhi verdi solo in momenti della giornata lontani dai pasti. In questo modo non avrai buchi e non soffrirai la fame durante la giornata. Ricordati che i succhi non fanno male ma anzi hanno solo ed esclusivamente proprietà benefiche per il corpo, quindi assumili senza alcun problema. Distribuendoli durante la giornata inoltre darai al tuo organismo un costante afflusso di attivatori delle sirtuine che permetteranno di migliorare drasticamente il tuo metabolismo.

Capitolo 7: Cosa Bere Durante La Dieta?

Abbiamo semplicemente parlato di cosa mangiare facilmente ma non ancora di cosa bere, quindi vediamo come rimanere idratati durante questo viaggio dietetico.L'idratazione è ovviamente fondamentale, qualsiasi dieta tu faccia, in questo caso forse lo è ancora di più soprattutto nella fase 2 , dove l'apporto calorico che conferisci al tuo organismo è minimo. Devi eliminare tutte quelle bevande gassate ed energizzanti che non fanno altro che fare del male al tuo corpo. Elimina anche la birra. Quello che ti consiglio è di bere molta acqua, thè matcha ma anche caffè.

Molti pensano che il caffè sia vietato o che non possa essere associato a nessun tipo di dieta. molto bene, in questo caso non devi proprio rinunciare. Se non puoi davvero fare a meno del caffè, questo può essere davvero importante per te. Il caffè per molto tempo è stato oggetto di studio per eventuali effetti negativi, ma non ci sono controindicazioni e anzi sembra che sia un importante attivatore delle sirtuine.

Ricordati che nel succo verde Sirt è presente anche il thè matcha che contiene caffeina, quindi non eccedere con le quantità, perchè potrebbe avere un effetto negativo come avviene per ogni eccesso. Se proprio non siete abituati a quantità così elevate di caffeina, basterà bilanciare le dosi durante la giornata, magari semplicemente assumendo meno caffè e sostituendoli facilmente con il facile utilizzo del tè matcha.

Capitolo 8: Quali Sono I Cibi Sirt?

Rucola

Una foglia di insalata verde pungente con un sapore caratteristico leggermente pepato. È cresciuto rapidamente da umili radici fino a diventare davvero un emblema dello snobismo alimentare, come ad esempio negli Stati Uniti, come fonte di molti piatti mediterranei.

Grano Saraceno

Il grano saraceno fu una delle prime coltivazioni domestiche del Giappone e la storia narra che quando i monaci buddisti facevano lunghi viaggi in montagna, portavano semplicemente una pentola e un sacchetto di grano saraceno. Il grano saraceno è così nutriente che era tutto ciò di cui avevano effettivamente bisogno, nutrendoli solo per settimane.In primo luogo, perché è una delle fonti più conosciute degli attivatori delle sirtuine, la rutina, ma anche perché ha grandi vantaggi come coltura, migliora la qualità del suolo e reprime la crescita di infestanti, rendendola appunto una coltura fantastica per un'agricoltura rispettosa dell'ambiente e sostenibile.

Capperi

Nel caso in cui proprio non conosciate i capperi, stiamo proprio parlando di quel fiocco salato, verde scuro, a forma di pallina che spesso trovate semplicemente sulla vostra pizza.Eppure è uno tra gli alimenti più sottovalutati e trascurati. Curiosamente, sono i boccioli di fiori del cespuglio di capperi, che crescono abbondantemente nel Mediterraneo prima di essere raccolti a mano e conservati. Gli studi ora rivelano che i capperi possiedono importanti proprietà antimicrobiche, antidiabetiche, antinfiammatorie, immunomodulanti e antivirali e hanno una storia di uso medicinale nelle regioni del Mediterraneo e del Nord Africa. Non è affatto sorprendente quindi quando scopriamo che sono ricchi di sostanze nutritive che attivano le sirtuine.

Sedano

Per secoli, il sedano è stato presente e venerato, con foglie che ancora

66

adornano la tomba del faraone egiziano Tutankhamon che morì intorno al 1250 a.C. I primi ceppi erano molto amari e il sedano era generalmente considerato una pianta medicinale, specialmente per la pulizia e la disintossicazione per prevenire le malattie. Ciò è particolarmente interessante dato che la salute del fegato, dei reni e dell'intestino è uno dei tanti semplici e promettenti stessi benefici che la scienza sta ora dimostrando.Nel diciassettesimo secolo, era un vegetale coltivato e un'attenta selezione dei semi fece sì che si riducesse il suo forte sapore amaro a favore di varietà più dolci, stabilendo così il suo posto definitivo come verdura per le insalate; molto diffuso nel Mediterraneo viene raccolto a mano e conservato.

Peperoncino

Il peperoncino è parte integrante della semplice esperienza gastronomica mondiale da migliaia di anni. Non è poi così strano che ne siamo così innamorati.Quel senso di "forte pizzicore", causato da una sostanza chiamata capsaicina, nasce come metodo di protezione delle piante per causare dolore e dissuadere i parassiti dal banchettarci. Incredibilmente, uno studio ha dimostrato come l'utilizzo di peperoncino aiuti e migliori la cooperazione umana. Quindi, dal punto di vista della salute, sappiamo che il peperoncino è meraviglioso nella stimolazione delle sirtuine, migliorando così il nostro metabolismo. Anche le applicazioni culinarie del peperoncino sono infinite, il che lo rende perfetto per dare un forte impulso Sirt a qualsiasi piatto.

Cacao

Il cacao era considerato un alimento sacro e, nei giorni di festa, era fondamentalmente riservato a nobili e guerrieri.Sfortunatamente, qui non parliamo del cioccolato al latte, raffinato e altamente zuccherato che comunemente sgranocchiamo. Stiamo parlando di cioccolato con 810 % di cacao per essere affine alla Dieta Sirt. Ma anche in questo caso, a parte la percentuale di cacao, non tutti i cioccolati sono uguali. Per l'acidità che gli conferisce un colore più scuro, il cioccolato viene spesso trattato con un agente alcalinizzante. Purtroppo questo facile processo riduce molto facilmente i flavoni che semplicemente attivano le sirtuine, compromettendo così la sua qualità di promotore della salute.Fortunatamente, e diversamente da molti altri paesi, le normative sull'etichettatura degli alimenti in Italia richiedono che il cacao alcalinizzato sia dichiarato come tale. Raccomandiamo di evitare questi prodotti, anche se vantano una percentuale più elevata di cacao, e optare invece per quei prodotti che non sono stati sottoposti al processo olandese di lavorazione per godere dei reali benefici del cacao.

Caffè

Questo è il motivo per cui i bevitori di caffè hanno un basso tasso di alcuni tumori e malattie neurodegenerative.Per quanto possa sembrare paradossale, sebben sia una tossina, il caffè protegge il nostro fegato e lo rende più sano. Contrariamente ad una credenza popolare che vuole che il caffè disidrati l'organismo, ora è ben noto che è falso, perché l'assunzione del caffè (e del tè) dà un contributo perfetto all'introduzione di liquidi.

Olio Extra Vergine d'Oliva

Esistono ora numerosi dati scientifici che dimostrano che il consumo regolare di olio d'oliva è altamente cardioprotettivo, oltre a svolgere un ruolo nel ridurre il rischio delle principali malattie moderne come il diabete, alcuni tumori e l'osteoporosi e viene associato ad una maggiore longevità.

Forse è facile essere una sorpresa includere semplicemente i datteri Medjoul in un elenco di alimenti che favoriscono la perdita di peso e che promuovono la salute, specialmente quando afferma che contengono il 100%

di zucchero.. Lo zucchero non ha alcuna proprietà di attivazione delle sirtuine; piuttosto, ha legami ben consolidati con l'obesità, le malattie cardiache e il diabete, esattamente l'opposto di ciò che stiamo cercando di raggiungere. Ma lo zucchero trasformato e ricostituito è molto diverso dallo zucchero trasportato da un alimento in natura e bilanciato con polifenoli che attivano le sirtuine: per l'appunto, i datteri Medjoul.

Prezzemolo

Gusto a parte, ciò che rende speciale il prezzemolo è che è un'ottima fonte dell'apigenina nutriente che attiva le sirtuine; un vero vantaggio poiché si trova raramente in altri alimenti in quantità significative. Nel nostro cervello, l'apigenina si lega sorprendentemente ai recettori delle benzodiazepine, aiutandoci semplicemente a rilassarci e dormire. Godiamoci quindi il prezzemolo in quanto è un alimento che può davvero portare meravigliosi benefici per la salute.

Indivia Rossa

L'indivia è ora coltivata in tutto il mondo e si guadagna facilmente un posto nella dieta Sirt grazie al suo contenuto di luteolina davvero impressionante.Oltre ai consolidati benefici nell'attivare le sirtuine, il consumo di luteolina è diventato un approccio promettente nella terapia per migliorare la socialità nei bambini autistici.

Un pilastro tra gli alimenti che rientrano appena sotto i cibi Sirt, le cipolle rosse fresche sono ricche della quercetina, un composto che attiva la sirtuina.Esso è un composto che il mondo scientifico sportivo ha recentemente iniziato a ricercare attivamente e promuovere per migliorare le prestazioni sportive.

Ma perché quelle rosse? Semplicemente perché hanno il più alto contenuto di quercetina.

I ricercatori hanno cominciato a dedicarsi allo studio della soia dopo aver scoperto che i paesi ad alto consumo di questo legume avevano tassi significativamente più bassi di alcuni tumori, in particolare i tumori al seno e alla prostata. Ciò è dovuto a un gruppo speciale di polifenoli nei semi di soia molto conosciuti come isoflavoni, che possono modificare favorevolmente il semplice modo in cui gli estrogeni agiscono nel corpo, i semplici attivatori delle sirtuine daidzeina e formononetina. Il consumo di prodotti a base di soia è stato anche collegato ad una riduzione dell'incidenza o della gravità di una varietà di condizioni come malattie cardiovascolari, sintomi della menopausa e perdita di densità ossea.

Le fragole sono povere di zucchero e hanno effetti davvero significativi su come il corpo gestisce i carboidrati.Ciò che i ricercatori hanno scoperto è che l'aggiunta di fragole ai carboidrati riduce la domanda di insulina, trasformando essenzialmente il cibo in un rilascio di energia prolungato. Tuttavia, nuove ricerche mostrano anche che mangiare fragole nella cura del diabete ha effetti simili alla terapia farmacologica.

Curcuma

Alcuni studi hanno evidenziato che una sostanza contenuta nella curcuma, detta curcumina, attivatore delle sirtuine, presenti una notevole attività antinfiammatoria, antiossidante e antitumorale accompagnata da bassa tossicità. Tuttavia, gli studi hanno evidenziato come il semplice problema di questa spezia sia soprattutto quello della scarsa biodisponibilità, ovvero quello per il nostro organismo di poterla assorbire e quindi utilizzare al meglio. Per migliorare questo aspetto si può semplicemente abbinare al pepe nero.

La ricerca moderna mostra che le noci sono un potente alimento antietà, poco conosciuto ma molto interessante.Le prove si riferiscono spesso ai loro vantaggi come un alimento per il cervello con la capacità di rallentare l'invecchiamento del cervello stesso e ridurre il rischio di malattie cerebrali degenerative, oltre a ridurre il deterioramento della funzione fisica con l'età.

Muesli Sirt

Ingredienti (per una porzione):
- 8 0 g di datteri Medjoul
- 50 g di noci tritate
- 2 0 g di fave di cacao
- 2 00 g di fragole
- 2 00 g di yogurt greco 40 g di fiocchi di grano saraceno
- 2 0 g di grano saraceno soffiato
- 2 10 g di cocco in scaglie essiccato
-

Preparazione:

1. Taglia a fettine le fragole e mischiale con tutti gli ingredienti.

2. Se vuoi preparare una grande quantità di questo muesli, da consumare nel corso dei prossimi giorni, puoi farlo tranquillamente.

3. Basta mischiare gli ingredienti secchi e riporli in un recipiente ermetico.

4. Aggiungi soltanto gli ingredienti freschi, ovvero le fragole e lo yogurt, all'ultimo momento.

5. E ora, come è ormai abitudine, un'altra gustosa ricetta sirt! Questa volta, si tratta di un appetitoso piatto, adatto sia ad onnivori che a vegani e che prende ispirazione da una tipica ricetta toscana.

6. Può diventare la vostra cena in questa fase della dieta, ma anche nella fase di mantenimento.

Fagioli Stufati

- 400 ml di brodo vegetale
- 2 barattolo di pelati (8 00 g)
- 2 cucchiaino di concentrato di pomodoro
- Un barattolo di fagioli misti (400 g)
- 100 g di cavolo riccio
- 2 cucchiaio di prezzemolo
- **8 0 g di grano saraceno**
- 2 cucchiaio di olio extravergine di oliva
- 10 0 g di cipolla rossa
- 6 0 g di carote pelate
- 6 0 g di sedano mondato
- 2 spicchio d'aglio
- 1 peperoncino Bird's Eye
- 2 cucchiaino di erbe di Provenza

Preparazione:

1. Versa l'olio in una padella e lascialo scaldare lentamente a fiamma bassa, soffriggi quindi, sempre a fuoco basso, la cipolla, le carote tritate, il sedano a sua volta tritato, l'aglio e il peperoncino tritati finemente e le erbe di Provenza.

2. Quando la cipolla sarà appassita, aggiungi i pelati, il brodo vegetale e il concentrato di pomodoro.

3. Porta ad ebollizione.

4. Aggiungi ora i fagioli e fai sobbollire per una mezz'ora.

5. A questo punto, aggiungi il cavolo riccio tritato grossolanamente e lascia cuocere per una decina di minuti.

6. Quando si sarà ammorbidito, aggiungi il prezzemolo.

7. Nel frattempo, avrai cotto il grano saraceno e l'avrai scolato per servirlo insieme ai fagioli.

8. Buon appetito!

Chapter 9: Perdere Peso Con La Dieta Sirt

La dieta sirtfood è principalmente molto conosciuta come una delle migliori diete al mondo per ottenere facilmente una rapida perdita di peso in un breve periodo di tempo.La perdita di peso associata alla dieta sirtfood non è di breve durata ma comprende incredibili benefici a lungo termine rispetto ad altre normali diete dimagranti.

Chapter 10: Come La Dieta Sirtfood Previene La Perdita Di Grasso Di Breve Durata

La dieta sirtfood non vieta l'uso di prodotti ad alto contenuto proteico come carne, latticini, verdure, pollame e pesce.I primi venti alimenti biologici sono anche ricchi di contenuto proteico. Nella dieta sirtfood è altamente raccomandato consumare molte proteine con i meravigliosi alimenti sirtfood in modo che non ci sia perdita di massa muscolare magra durante l'uso della dieta sirtfood per la perdita di grasso. Questo è di gran lunga il vantaggio davvero sorprendente della dieta sirtfood. La massa muscolare magra è la proporzione del nostro peso, che è facilmente composta da massa muscolare magra.Un corpo maschile ideale deve avere meno dell'8 percento del grasso corporeo totale e il fisico femminile ideale deve avere meno del venti percento del grasso corporeo totale. Quindi, l'altra proporzione più gigantesca del corpo deve avere una quantità significativa di massa muscolare magra. Il problema più grande con altri normali programmi dietetici di perdita di grasso è il consumo scarso di cibo, che altera il fabbisogno giornaliero di proteine magre nel corpo. Alcune diete limitano del tutto l'uso di proteine e altri macronutrienti negli alimenti, quindi il nostro corpo si sente come una crisi alimentare. È interessante notare che quando una persona consuma giornalmente pochissimi carboidrati o grassi come tali richiesti, entro sette giorni, il nostro corpo inizia facilmente a produrre semplicemente un ormone chiamato semplicemente leptina.Livelli più elevati di leptina nel nostro sangue innescano aree cerebrali specifiche e dicono loro che questa persona morirà se non ha una scorta sufficiente di nutrienti essenziali. I grassi sono i depositi di energia del corpo. Se quella persona consuma quantità ragionevolmente elevate di proteine, finirà per avere più grasso corporeo e massa muscolare superficiale. La ragione dietro questo problema sbalorditivo è che il nostro corpo percepisce i livelli carenti di questi carboidrati come un'emergenza alimentare, anche quando una persona sta assumendo una quantità significativa di proteine. Il nostro corpo subisce un piano di emergenza in cui converte le proteine dal cibo e dai muscoli in grassi chiamate sintesi de-novo. In questo semplice processo, i grassi vengono immagazzinati come una buona riserva di energia semplice per future crisi alimentari e la massa muscolare magra diminuisce solo un bel po'.Ora puoi facilmente percepire i rischi per la salute associati a programmi dietetici mal programmati e non scientifici per una rapida riduzione dei grassi. Questo non è il caso della dieta sirtfood perché non causerà mai un'emergenza alimentare nel tuo corpo. La dieta sirtfood comprende un'ampia varietà di alimenti e in questa dieta otterrai incredibili quantità di tutti i micro e macronutrienti. Le proteine verranno risparmiate e il deficit calorico associato alla dieta sirtfood porterà a una rapida e irreversibile riduzione delle percentuali di grasso corporeo totale con un sorprendente aumento della massa muscolare magra del corpo. Quindi, è una vittoria.

Chapter 11: Obesità E Dieta Sirtfood

I grassi sono composti da acidi grassi prodotti dal colesterolo. Gli acidi grassi si combinano e formano gli adipociti. Gli adipociti si combinano per formare i tessuti adiposi. I tessuti adiposi sono i più difficili da bruciare. La dieta sirtfood aiuta davvero a ridurre l'assorbimento degli acidi grassi dal cibo, che è il primo anello della catena.Quindi riduce gli acidi grassi liberi nel sangue, che possono essere immagazzinati come adipociti. Aumenta la capacità del fegato di bruciare più grassi. La dieta sirtfood aiuta a ridurre la conversione degli acidi grassi in adipociti aumentando il metabolismo del corpo. Il secondo anello della catena brucia grassi è la conversione degli adipociti in acidi grassi. Agendo come agente lipolitico, la dieta sirtfood aiuta a ridurre gli adipociti totali convertendoli in acidi grassi attraverso l'enzima lipasi. Ancora una volta, aiuta il fegato a produrre segnali fondamentalmente essenziali per comandare alla cistifellea di aumentare facilmente la produzione di bile, che è fondamentalmente necessaria per bruciare facilmente i grassi.Il terzo impatto della dieta sirtfood sulla facilità di bruciare i grassi è la giusta riduzione del tessuto adiposo semplice.I tessuti adiposi non sono facili da rompere. La percentuale di grasso corporeo totale dovrebbe essere inferiore all'8 percento per gli uomini e inferiore al 40 percento per le donne. Grazie ai suoi benefici catalizzanti, la dieta sirtfood rompe efficacemente i tessuti adiposi in adipociti e quindi acidi grassi liberi. Un altro canale attraverso il quale la dieta sirtfood aiuta a far fronte all'aumento della percentuale di grassi è il suo impatto sulla sazietà. Promuovendo la sazietà precoce, la dieta sirtfood aiuta a ridurre il consumo eccessivo dei pasti, che può portare a fegato grasso e obesità. L'obesità non è più il rapporto peso / altezza. La scienza ha dimostrato che l'obesità è un collegamento alla percentuale di grasso. Più bassa è la percentuale di grasso corporeo, minore è l'obesità e minori sono le possibilità di diabete e malattie cardiache. Quindi, la dieta sirtfood è il rimedio di prima linea se stiamo cercando di perdere grasso corporeo anche senza perdere peso. Quindi è una vittoria perché la dieta sirtfood aiuta a risparmiare la massa muscolare. Va menzionato chiaramente che la dieta sirtfood non è dannosa per i grassi buoni, cioè i grassi mono e polinsaturi. Riduce solo gli acidi grassi trans dal corpo, che è il peggiore di tutti. Ciò che lo rende così specifico per questo tipo di grasso è la composizione chimica di entrambe le strutture.

Chapter 12: La Dieta Sirtfood E La Prevenzione Del Fegato Grasso

È ormai risaputo che i livelli più elevati di rischio associati a malattie cardiache e ictus sono dovuti a maggiori quantità di grasso immagazzinato in organi come lo stomaco e il fegato.Il contenuto di grassi nel fegato si chiama fegato grasso e ha quattro gradi. Più alto è il grado di fegato grasso, maggiori sono i rischi per la salute come il diabete. Pertanto, la riduzione del grasso corporeo da cosce e petto non è sufficiente. Il grasso non brucia mai su una singola area specifica. Brucia dalla testa ai piedi ma non in modo uniforme. Alcune aree sono impoverite nel contesto della combustione dei grassi, e queste aree contengono principalmente i grassi più ostinati. Il nostro fegato e il nostro stomaco sono le due aree più ostinate e possono eliminare i grassi in eccesso solo quando la percentuale di grasso totale è inferiore al dieci percento nei maschi e inferiore al venti percento nelle femmine. I livelli più elevati di grassi su questi organi non solo causano significativi rischi per la salute, ma ostacolano solo le massime prestazioni di questi organi. Quindi è estremamente essenziale perdere questi grassi.

Puoi dubitare che anche altre diete dimagranti possano fornire questi benefici, quindi perché concentrarsi così tanto sulla dieta sirtfood? La risposta avrà un impatto sulla tua visione essenziale delle diete. Le normali diete facilmente dimagranti costringono i nostri corpi a ricevere solo scarse quantità di carboidrati e grassi buoni, che sono estremamente essenziali quando si eliminano i chili in più dal grasso immagazzinato.Questo squilibrio tra i macronutrienti più cruciali negli alimenti porterà a un metabolismo disturbato del corpo. Non solo la massa muscolare magra verrà ridotta, ma ci sarà un ridotto metabolismo nel nostro corpo. Gli acidi grassi liberi nel nostro sangue hanno bisogno di un metabolismo aumentato per la termogenesi e la combustione di questi grassi. A causa della riduzione dei tassi metabolici, questi alti livelli di acidi grassi liberi verranno immagazzinati nel fegato e nello stomaco. Questi organi falliranno nei loro meccanismi regolatori del grasso, e questo porterà ad un maggiore immagazzinamento di grasso extra su questi organi vitali. Le ricerche hanno dimostrato che livelli più elevati di grasso immagazzinato nel fegato sono il fattore di rischio più significativo per l'insufficienza epatica acuta e il diabete. Quindi, si dice che la dieta sirtfood previene la conservazione di grasso in più su questi organi regolando correttamente le capacità metaboliche del corpo e canalizzando la perdita di grasso in modo adeguatamente programmato. Questo è il motivo della superiorità della dieta sirtfood rispetto ad altre diete dimagranti ordinarie.

Chapter 13: La Dieta Sirtfood E La Magia Del Gene Sirtuin

È stato trovato prima nei lieviti, quindi è stato stabilito che il corpo umano contiene anche una grande quantità di gene sirtuin nel corpo. Questo gene è fondamentalmente essenziale per controllare facilmente i cicli di perdita di grasso del corpo. Il corpo umano è una struttura appena complessa in cui ogni organo semplice lavora in coordinamento tra loro. Il nostro corpo contiene una programmazione per ogni singolo compito. Se dobbiamo muovere il dito, il nostro corpo deve subire reazioni complesse e la coordinazione tra cervello, midollo spinale e muscoli delle dita è estremamente essenziale per produrre questa risposta. È essenziale conoscere i cicli primari alla base dell'attivazione del ciclo di perdita di grasso corporeo. I polifenoli, presenti in quantità significative nella dieta sirtfood, sono sostanzialmente indispensabili per l'attivazione di un particolare gene chiamato sirtuina o gene magro del corpo umano.Questo gene, quando attivato, innesca una varietà di cicli diversi per bruciare il grasso in più nel nostro corpo. Aiuta ad aumentare il tasso metabolico basale del corpo. Si verifica a causa di un aumento della frequenza cardiaca e della termogenesi nel nostro corpo. In combinazione con l'esercizio fisico ad alta intensità, la dieta sirtfood può causare molto calore nel nostro corpo, che è sufficiente per bruciare il grasso testardo in poche settimane.

La dieta sirtfood, ricca di concentrazioni di polifenoli, agisce in molti modi diversi per attivare il gene sirtuin nel nostro corpo. Innanzitutto, il polifenolo stesso è il composto più cruciale che agisce per attivare il gene sirtuin e la sua efficacia per attivare il gene è ben consolidata. In secondo luogo, la termogenesi e l'aumento del metabolismo basale nel corpo in risposta alla dieta sirtfood è fondamentalmente un passaggio essenziale nella semplice attivazione del gene sirtuina. Successivamente, la teoria del buco nel buco si colloca perfettamente nell'attivare il gene del sirtuino perché i buchi presi nei mitocondri a causa della dieta del sirtfood, che è una carenza calorica, sono le sue caratteristiche, porta ad un aumento dell'attivazione del gene del sirtuino come descritto in precedenza. Un commento critico sull'esercizio in questa fase è estremamente essenziale.

Quando una persona unisce l'esercizio ad alta intensità alla dieta di sirtfood, le possibilità di attivare il gene sirtuin aumentano del 400 percento. In questo modo semplice, un semplice regime di esercizi ad alta intensità con una dieta bilanciata di sirtfood può fornire risultati davvero sorprendenti. È un segreto dietro il successo di molte celebrità e atleti che hanno seguito la dieta sirtfood con la giusta combinazione di esercizio fisico per ottenere la migliore forma della loro vita.

Capitolo 14: I Cibi Sirt Nel Mondo

La dieta Sirt può anche sembrare una recente scoperta nutrizionale ma è chiaro che culture diverse hanno sperimentato i suoi benefici nel corso della storia e in diverse aree del mondo.

In effetti, sembra che le prime testimonianze di utilizzo di cibi Sirt siano antichissime. Nel Manoscritto di Daniele all'interno della Bibbia, risalente a 2.200 anni fa, quello che sembrava essere il più semplice cibo disponibile è stato prescritto per mantenere i giovani uomini sani e in forma per poter entrare al servizio del re. Daniele disse alla guardia reale: "Mettici alla prova per dieci giorni. Dacci verdure [piante] da mangiare e acqua da bere. Poi confrontaci con il giovane che sta mangiando il cibo della corte reale e basa la tua decisione su ciò che vedi."

Il re acconsentì a lasciarli provare per dieci giorni. Quando il tempo è scaduto, si è appena visto che erano più belli in apparenza e più muscolosi di tutti quelli che mangiavano il vero cibo.Così, da quel momento in poi, la guardia permise loro di mangiare ancora verdura piuttosto che quello che il re forniva.

Non ci si aspetterebbe mai normalmente tali benefici, in particolare l'aumento della massa muscolare, da una dieta a base di sole piante. Questo, naturalmente, a meno che quelle piante non siano fonti Sirt estremamente ricche. Infatti, la documentazione mostra che le piante comuni sostanzialmente consumate a quel tempo erano quasi tutte, come nella tradizionale dieta mediterranea, ricche di sirtuine.Ci sono regioni in tutto il mondo, chiamate Blue Zones, dove l'assunzione di cibi Sirt è molto, molto al di sopra della quantità che consumiamo in una tipica dieta occidentale. Nelle Blue Zones le persone vivono più a lungo e mantengono la vitalità giovanile anche in età adulta. Andateci e vedrete gente di novant'anni o più che cammina, corre e balla. Li vedrete in moto o in bicicletta per strada. E non c'è da stupirsi che siano anche le popolazioni più magre del mondo.

Per comprendere meglio questo incredibile fenomeno, iniziamo il nostro viaggio con una visita alle Isole San Blas di Panama, la patria indigena degli indiani d'America Kuna, che mostrano tassi di obesità, diabete, cancro e morte precoce notevolmente bassi. I Kuna consumano un tipo di cacao incredibilmente ricco di uno specifico gruppo di polifenoli chiamati flavanoli, soprattutto epicatechina, e qualificati come sirt.Ma come potevamo sapere che la robusta salute dei Kuna era dovuta alla loro elevata assunzione di flavanoli di cacao? I ricercatori hanno scoperto che quando gli indiani Kuna sono emigrati a Panama City e sono passati a consumare cacao commerciale intensamente lavorato (che viene privato dei suoi flavanoli e quindi non è un Sirt), i benefici per la salute sono svaniti.

Il caso dei Kuna non è che un esempio degli straordinari benefici per la salute che ha il cacao ricco di flavanoli.

Oltre ai suoi effetti contro il cancro, ci sono sempre più prove di altri benefici della curcuma sulla salute. In studi recenti, la curcumina ha dimostrato di migliorare i livelli di colesterolo, controllare il glucosio nel sangue e ridurre l'infiammazione all'interno del corpo. È stato anche studiato per l'osteoartrosi del ginocchio e si è dimostrato efficace quanto gli antidolorifici comunemente assunti. I ricercatori stanno ora scoprendo i suoi numerosi meccanismi per prevenire l'aumento di peso e aiutare a trattare l'obesità. E nei pazienti con diabete di tipo 2 precoce, il solo consumo di un grammo di curcuma ogni giorno ha migliorato la loro salute.

Capitolo 15: Perché Le Persone Nelle Zone Blu Vivono Così A Lungo?

Gli effetti delle Zone Blu sulle persone

Cos'è che fa in modo che le persone situate nelle Zone Blu abbiano prospettive di vita così lunghe? Cosa hanno di così speciale queste zone tanto da migliorare le condizioni di vita dei loro abitanti?

Le ricerche effettuate durante gli anni sulle Zone Blu hanno dato modo agli studiosi di individuare delle caratteristiche ricorrenti nello stile di vita degli individui coinvolti Sulla base dei dati così raccolti, è stato possibile elaborare una teoria chiara e ben definita imperniata proprio intorno a queste abitudini foriere di una vita lunga e in buona salute.

L'epigenetica sostiene che il luogo in cui si vive ed il tipo di abitudini a cui si sottopone il corpo umano possano avere effetti benefici sulla qualità e durata della vita media di un individuo In particolare, tali abitudini possono incidere in modo positivo o negativo sull'attività dei nostri geni provocando effetti evidenti sulla salute. Volendo effettivamente effettuare un'analisi inversa, sembra emergere che lo stile di vita comunemente adottato nei paesi occidentali non rappresenti una base ottimale per una vita sana e libera da malattie.Le cinque Zone Blu identificate all'interno delle ricerche presentante precedentemente hanno come comune denominatore uno stile di vita generalmente rilassato, volto alla soddisfazione personale e, in senso lato, alla cura del proprio corpo e della propria mente. Stress, vita sregolata, eccessi e cattiva alimentazione sono solo alcuni dei fattori all'origine della comparsa di diverse malattie.

Nelle Zone Blu non ci sono persone che conducono una vita sregolata, anzi gli abitanti di queste aree tendono a rispettare determinate regole così da non sviluppare condizioni sia mentali che fisiche dannose e problematiche. Sulla base degli studi condotti su queste specifiche zone, è stato stimato che la qualità della vita sia strettamente dipendente dalle abitudini giornaliere degli abitanti. Ad esempio, il tipo di vita condotto dai cittadini di Nuoro o di Okinawa rende più promettenti le capacità riparative del DNA e fa in modo di prevenire malattie neurodegenerative, infarti, tumori, diabete e obesità.

Chapter 16: Vita Più Longeva? Alimentazione In Prima Linea

I fattori che fanno sì che la vita all'interno delle Zone Blu sia più longeva sono: l'alimentazione, l'attività fisica, relazioni sane con il prossimo e qualità del lavoro. L'alimentazione è sicuramente uno dei capisaldi di questa analisi in quanto è stato dimostrato che l'assunzione di determinati alimenti contenenti proteine e vitamine favorisce una buona risposta da parte dell'organismo,rendendo così possibile un'esistenza più sana e longeva. In particolare, tutte le persone che risiedono nelle Zone Blu sembrano rispettare una dieta ipocalorica, preoccupandosi di assumere più fibre e verdure, così come grassi buoni per l'organismo.

La Dieta Sirt segue esattamente queste regole, poiché propone un piano alimentare basato sull'assunzione di alimenti che apportano un carico vitaminico e proteico tale da attivare i noti geni magri. La correlazione tra stile di vita e Dieta Sirt rende possibile un'analisi ancora più approfondita, fornendo la possibilità ai soggetti interessati di seguire un piano alimentare privo di limitazioni e rinunce eccessive che permettono di ottenere un corpo sano e snello. A questo punto viene forse da chiedersi in cosa consiste la Dieta Sirt, quali sono le fasi da cui è così composta e come agisce sul metabolismo, tutti argomenti che tratteremo esaustivamente solo nelle prossime pagine.

Omelette Sirt

- 10 g di prezzemolo, tagliato fine
- 2 cucchiaino di olio evo
- 100 g di pancetta a strisce
- 6 uova medie
- 6 10 g di radicchio rosso, tagliato fine

1. Croccate la pancetta in una padella senza olio, una volta cotta asciugate con lo scottex il grasso in eccesso.

2. Amalgamate uova con radicchio e prezzemolo e unite la pancetta dopo averla tagliata a pezzetti.

3. Versate il tutto nella padella calda con olio, muovendo il tutto per una cottura omogenea.

4. Abbassate la fiamma e fate rapprendere la frittata, poi aiutandovi

con una spatola piegate a metà o arrotolate a vostro piacimento e servite.

5. Facile, veloce, buona per tutta la famiglia!

Pollo Al Forno Con Pesto Di Noci E Prezzemolo Accompagnato Da Cipolle Rosse Fatte Ad Insalata

- 300 g di pollo, la parte del petto eliminando la pelle
- 40 g di cipolle rosse, tagliate fine
- 2 cucchiaino di aceto di vino rosso
- 2 cucchiaino di aceto balsamico
- 6 10 g di rucola
- 2 00 g di pomodori ciliegino tagliati a metà
- 50 g di prezzemolo
- 2 cucchiaio di olio evo
- 50 g di noci
- 30 g di parmigiano
- succo di metà limone
- 100 ml di acqua

1. Prepariamo il pesto frullando prezzemolo, noci, parmigiano olio,

metà della spremuta di limone e un po' di acqua.

2. Aggiungere acqua a piacere a seconda della consistenza della vellutata che volete.

3. Unite il pollo a un cucchiaio di pesto con il succo di limone rimasto e fate marinare in frigo per almeno 1 ora o più se avete tempo.

4. Friggete il pollo con la marinatura per un minuto per lato, poi passate il tutto in forno preriscaldato a 250° per circa 15 minuti o comunque fino a completa cottura.

5. Una volta cotto estraetelo dal forno, aggiungete un cucchiaio di pesto e aspettate che si sciolga col calore coprendo per 10 minuti con della stagnola.

6. Mettete le cipolle nell'aceto per circa 2 0 minuti, poi scolate.

7. Girate pomodori, rucola e cipolle e condite con aceto balsamico.

8. Servite il pollo con la vostra insalata condendo con il pesto rimanente.

Capitolo 17: Un Nuovo Modo Di Mangiare

In questo capitolo cercherò di andare ancora più in profondità nei concetti perno di questa dieta. Finora abbiamo capito cosa sono le sirtuine, come funzionano, abbiamo visto gli stessi cibi sirt diversi e abbiamo appena parlato delle popolazioni più longeve nelle zone blu, solo per citarne alcune. Ma sicuramente molti di voi si staranno chiedendo come funziona in pratica questa dieta. Vi do una buona notizia: non dovete intraprendere l'alimentazione degli indiani Kuna o degli abitanti di Okinawa, anche per il fatto che sarebbe poco ipotizzabile stravolgere la propria alimentazione in questo modo.

Sicuramente avrete letto la lista dei cibi sirt e probabilmente vi siete chiesti la stessa cosa che mi sono domandata io all'inizio, quando ancora non conoscevo bene la dieta, e cioè: "se mangio da sempre i cibi sirt come mai non sono dimagrita?", ebbene, io non so se voi ve lo siete chiesto ma personalmente questo fatto all'inizio mi ha dato da pensare.

La risposta è che tutto dipende dalla quantità, dalla varietà e dalla frequenza con cui si assumono i cibi sirt: ad esempio, se mangio la pasta con il peperoncino e un cavolfiore, non è detto che io ottenga i benefici della dieta sirt perché la quantità dei cibi sirt introdotti sul totale è esigua.

Il primo punto da analizzare riguarda, dunque, la quantità. I ricercatori hanno analizzato la quantità dei cinque cibi attivatori sirt, introdotta nel corpo con l'alimentazione, nello specifico: la miricetina, la luteolina, l'apigenina, la quercitina e il kaempferolo. Essi scoprirono che in occidente se ne assumeva circa 15mg al giorno mentre in Giappone se ne consumava cinque volte tanto rispetto all'occidente. Da questo evince che la quantità di cibi sirt consumati è importante: come si fa quindi ad ottenere un dimagrimento? Semplicemente introducendo nella propria dieta una quantità elevata di cibi sirt in modo tale da trarne i maggiori benefici.

La natura ci offre la chiave giusta per il nostro benessere, e anche se l'industria farmaceutica continua la sua ricerca per riuscire a produrre la pillola sirt dei miracoli, tutto questo non è ancora avvenuto a causa di molti effetti indesiderati, quindi se vogliamo ottenere un miglioramento non dobbiamo scegliere una pillola ma una foglia!

Inoltre, le proprietà dei cibi sirt nella loro forma naturale compiono un elevata sinergia tra i loro componenti, mentre quando l'industria cerca di isolare un principio attivo non ottiene risultati proficui perché non riesce a sintetizzare questa sinergia. Se prendiamo solo ad esempio il resveratrolo, nella sua forma "naturale" lo troviamo semplicemente nel vino rosso che contiene elevate quantità di polifenoli che interagiscono in vari semplici processi.

I risultati migliori provengono anche dall'interazione di più alimenti sirt, poiché combinando gli attivatori si crea una "magia" molto potente all'interno del corpo. Ad esempio, il resveratrolo risulta efficace nel combattere il grasso già depositato, mentre la quercitina ha una funzione di prevenzione in quanto non permette al grasso di annidarsi: se si combinano questi principi si ottiene un effetto bomba nei confronti delle cellule adipose. La dieta sirt semplice ci permette di sciogliere l'equazione del grasso semplice permettendoci di ritrovare la forma non solo fisica ma anche mentale. Il benessere non è mai una sensazione univoca in quanto concerne più aspetti. Ad esempio, esistono degli alimenti che sono in grado di potenziare ulteriormente gli attivatori delle sirtuine, come ad esempio gli omega 6 : ricordiamoci sempre che la dieta è resa efficace "dalla sinergia" e non dal consumo una volta tanto.

Non è da trascurare nemmeno il gusto: a quante diete ci siamo sottoposti nella nostra vita, che non hanno fatto altro se non toglierci il gusto e il piacere della tavola. Questa alimentazione risulta appetitosa perché riesce in un certo senso a soddisfare il palato.

I cibi che attivano le sirtuine sono in grado di stimolare le papille gustative, e questo determina una maggiore soddisfazione unita al senso di sazietà, aspetto assolutamente da non trascurare. Prova a pensare, quante diete ti hanno soddisfatto fino ad ora?

Quante diete ti hanno lasciato quel senso di fame che le rendeva insopportabili? Se penso a tutti i miei tentativi prima di conoscere la dieta sirt... ti direi davvero tante! Ma questa è un'altra storia.

Se priviamo gli alimenti della loro componente che li rende cibi sirt non sono niente. Prendiamo l'esempio del cacao: se togliamo i flavonoidi, lo rendiamo del semplice cacao industriale che non innescherà alcuna reazione! Ti dico questo anche in virtù di una probabile lista della spesa, perché se vuoi ottenere un dimagrimento devi necessariamente prestare attenzione a quello che mangi e soprattutto alla provenienza, altrimenti ogni sforzo sarà inutile e anche la dieta sirt non ti darà alcun risultato.

I cibi sirt vanno dal gusto dolce a quello più amaro, non ti nascondo che non è sempre facile abituarsi, però ti posso dire che dopo aver provato il gusto del cioccolato fondente con un'alta percentuale di cacao amaro non tornerei più a quello che consumavo prima. Purtroppo, oggi in occidente si consumano troppi cibi industriali che non ci hanno reso più sani, ma devo dire che specialmente in questi ultimi anni ho notato un ritorno verso il naturale come alimento da portare sulla tavola: si cerca la genuinità e la tracciabilità in quello che si mangia, questo è il frutto di una maggiore consapevolezza e cultura alimentare che sicuramente aprirà la strada verso una salute migliore.

I cibi sirt rappresentano una piccola e grande rivoluzione, permettono una dieta inclusiva. Questo è un grande beneficio a livello psicologico, quello che spaventa nelle diete è il fatto di dover rinunciare a qualcosa: questo "divieto" fa accendere nel cervello i recettori che scatenano la voglia. La dieta sirt semplice ci rende autonomi in questo senso, possiamo combinare gli ingredienti per ottenere i maggiori effetti. Tutto questo ovviamente non basta, perché è importante come primo ingrediente la nostra motivazione: se ciò che ci spinge ad intraprendere questo percorso non è abbastanza forte, rischiamo di gettare la spugna. Se ci mettiamo a dieta significa che vogliamo ottenere un cambiamento perché qualcosa non ci piace e desideriamo migliorare. A tal proposito, chiediti: da uno a dieci quanto desideri questo cambiamento? Fai una lista degli impegni che ti assumi con te stesso e dall'altra parte del foglio fai un'altra lista che comprende i vantaggi e le ricompense che otterrai grazie al tuo impegno. Può sembrare un aspetto banale ma ti posso assicurare che non lo è, soprattutto se lasci questa dichiarazione d'intenti in bella vista! In fondo che senso avrebbe se non potessi vederla?

Riassumendo, la dieta sirt combina questi cibi potenti in una maniera pratica e alla portata di tutti, non dovrai essere uno chef per seguire questo piano e nemmeno per preparare le ricette. Al termine del libro, ne ho raccolte alcune giusto per darti un'idea. È anche una dieta che permette di mantenere i risultati raggiunti perché agisce in una maniera diversa rispetto alle altre diete che prevedono solo una restrizione calorica.

Mi piace definirla "un nuovo modo di mangiare" perché nel mio caso mi ha permesso di riconsiderare molti alimenti a cui non davo la giusta importanza. Inoltre, la semplice perdita di peso mi fa sentire facilmente non solo più in forma ma anche più sana e con una grande energia rispetto a prima.In ogni caso, è importante che non ti affidi ad un malsano fai da te, chiedi sempre al tuo medico se vuoi intraprendere questa dieta, agire con consapevolezza ti porta a raggiungere i risultati senza correre dei rischi inutili.